UN MOT

SUR LES

FIÈVRES INTERMITTENTES

REBELLES

ET

SUR LEUR CURE RADICALE

PAR LA SAIGNÉE DU PIED, PRATIQUÉE AU DÉBUT DE L'ACCÈS

PAR M. J. BRUGUIER

Docteur en médecine de la Faculté de Montpellier, auteur de plusieurs mémoires de médecine pratique, médecin du Bureau de bienfaisance pendant 23 ans et maire pendant 17 ans de la commune de Gallargues (Gard), membre de la commission locale de salubrité, fondateur de la salle d'asile et de la caisse d'épargnes de la même ville, etc.

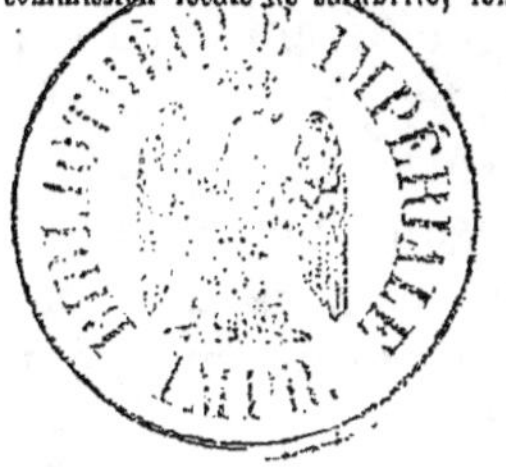

Il est démontré que dans l'exercice de l'art de guérir le hasard et l'observation, fécondés par le travail de l'intelligence, peuvent permettre aux plus faibles de faire quelquefois d'utiles découvertes.

L'AUTEUR : *Du traitement abortif des phlegmas. parenchymat. (sous presse).*

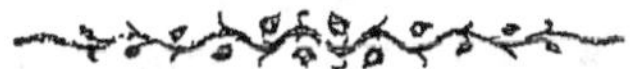

PARIS

TYPOGRAPHIE ET LITHOGRAPHIE LACOUR

RUE SOUFFLOT, 18.

1858

AVANT - PROPOS

Né dans une petite ville du midi de la France, nous y avons exercé la médecine pendant plus de trente années consécutives. Il ne nous appartient pas de dire si nous l'avons fait avec succès.....

Les nombreux témoignages de la plus vive et de la plus constante sympathie que nous avons reçus de nos concitoyens, soit en notre qualité d'homme privé, soit comme médecin, soit enfin à l'occasion de nos luttes électorales, nous sont un sûr garant que ce sentiment n'a pas été complétement étranger au dévoûment dont nous avons été l'objet de leur part ; alors surtout que, par leurs votes spontanés et libres, ils ont daigné pendant sept fois nous confier l'honneur d'administrer leurs intérêts publics.

De notre côté, nous étions loin de rester indifférent à tant de marques non équivoques de considération, de bienveillance et d'attachement : nous avions pris de bonne heure, dans notre for intérieur, la ferme résolution de leur vouer jusqu'à notre dernière heure, avec les soins de notre sincère gratitude, ceux de notre philanthropique profession... Hélas ! la mystérieuse Providence, dont nul ne pourra sonder jamais les irrévocables décrets, en a, dans sa suprême sagesse, décidé autrement ; et il n'a fallu rien moins, nous en faisons ici l'aveu solennel, que la présence simultanée de nos chers enfants à Paris, pour nous dégager de cette sorte de légitime promesse et nous forcer à venir respirer avec eux l'air enivrant de la capitale. Eh ! s'il fallait leur donner encore des preuves positives de nos regrets et de notre profonde reconnaissance, ne nous suffirait-il pas de leur rappeler l'amertume de nos larmes et la douleur de notre séparation ! ! !...

Extr. de la *Rev. thérapeut.* du *Midi, Gazette médic.* de *Montpellier,* tom. 6 ; 2ᵉ série, tom. 3, pag. 67-107.

UN MOT

SUR LES

FIÈVRES INTERMITTENTES

REBELLES

ET SUR LEUR CURE RADICALE

PAR LA SAIGNÉE DU PIED, PRATIQUÉE AU DÉBUT DE L'ACCÈS.

> « Dans une carrière où l'observation est une
> « source inépuisable de nouvelles lumières, et
> « ajoute sans cesse à la somme des connais-
> « sances acquises, chacun est comptable des
> « fruits de son expérience envers ceux qui lui
> « succèdent ; c'est une sorte d'héritage dont il
> « doit compte à la posterité et que celle-ci a
> « le droit de réclamer. »
>
> Ph.-J. Roux, *Quarante années de prat. chirurg.*

Personne ne doute de l'influence délétère que les miasmes paludéens exercent sur l'économie humaine ; et, dans le public, les hommes qui sont étrangers aux lois de la médecine et de l'hygiène, savent tous que les individus qui fréquentent pour la première fois les contrées marécageuses, dans la saison des chaleurs, avant le lever comme après le coucher du soleil, sont aptes à y contracter le germe de ces fièvres périodiques, véritable Protée, qui se jouent quelquefois des méthodes thérapeutiques les plus rationnelles, soit qu'elles existent isolément, soit qu'elles compliquent d'autres affections dont elles modifient profondément et la nature et la marche et le traitement.

Là, dans ces parages malsains, médecins et clients, tous ont pu apprécier cent fois ce qu'il y a de véritablement désespérant dans le traitement de cette maladie, alors surtout qu'elle est passée à l'état chronique.

Cependant, grâce aux progrès incessants de l'industrie et de l'agriculture dans ces derniers temps surtout, nous voyons aujourd'hui des localités situées près du littoral, jadis réputées malsaines, jouir enfin de tous les avantages d'un climat heureux et salubre. Il était, en effet, réservé à notre siècle, avide de possessions et de jouissances, et si fécond d'ailleurs en grands événements, de réaliser ces biens précieux et de nous montrer ces marécages infects, source inépuisable de maladies, disparaissant en quelque sorte à l'approche de l'homme philanthrope et savant. C'est, du moins, pour n'en citer qu'un seul exemple connu de tous, dans les contrées méridionales de la France, ce qui est arrivé à la ville d'Aiguesmortes (1), dont l'insalubrité, devenue en quelque sorte proverbiale, à cause de sa situation au milieu des étangs, refluait au loin jusque dans des communes qui en sont éloignées de plusieurs lieues.

Nous avons même l'intime conviction que l'illustre auteur (2) si souvent couronné de lauriers académiques, qui a fait près de quarante ans la gloire de l'école de Montpellier, s'il eût vécu plus longtemps, n'aurait pas manqué de réformer, du moins pour ce qui regarde cette ville, cette proposition qu'il a consignée dans un de ses ouvrages et que nous trouvons beaucoup trop sévère aujourd'hui, quoiqu'elle fût vraie de son temps, *qu'il suffisait de se trouver hors de sa demeure et dans la campagne, en été, le matin, à jeun, avant le lever du soleil, pour être en danger d'y contracter la fièvre.*

L'antiquité et le moyen âge, qui, pour rendre les objets plus sensibles aux yeux du vulgaire, se sont constamment attachés à nous les représenter sous des formes vivantes, embellies par les jeux de leur brillante imagination, étaient tellement persuadés du danger qu'il y avait pour l'homme d'habiter dans le voisinage des lieux marécageux qu'ils nous en ont représenté l'insalubrité sous l'emblème frappant de monstres hideux et indomptables, ravageant les villes et les campagnes, mais incapables de résister aux efforts soutenus d'hommes éclairés, généreux et puissants, auxquels, dans sa délirante gratitude et dépassant les bornes d'une légitime reconnaissance, l'humanité s'est dans la suite complue à dresser des autels.

Ici, c'est Apollon qui purge la terre de l'horrible serpent Python. On sait que ce monstre, né, suivant les mythologues, du limon que les eaux du déluge avaient déposé sur le sol de la Thessalie, exerçait au loin ses désastreux ravages : heureuse allégorie des connaissances médico-hygiéniques au moyen desquelles ce grand personnage parvint à assainir cette contrée de l'ancienne Grèce, qu'une inondation, disons mieux, qu'un véritable cataclysme avait incontestablement exposée aux funestes résultats d'une épidémie meurtrière. Là, c'est Hercule qui rend la salubrité au pays de Lerne, en tranchant d'un seul coup de faux les sept têtes de l'Hydre (3) fameuse qui ravageait la province d'Argos : emblème des sept sources d'infection qui alimentaient cette partie marécageuse du Péloponèse. Ailleurs, c'est ce

(1) On se plaisait autrefois à désigner les Aiguesmortains, dans nos contrées, sous la qualification maligne de *Ventres-Bleus,* à cause de la pâleur habituelle de leur teint.

(2) M. le professeur Baumes.

(3) Nous ferons observer ici que l'être symbolique consacré, dès les temps de la plus haute antiquité, pour rappeler à l'esprit le génie du mal a toujours été ou un serpent, ou un dragon, ou une hydre. On sait, pour ce qui concerne ces deux derniers animaux, que ce ne sont là que des formes fabuleuses qui se rapportent au serpent.

même Hercule, qui arrache la fille de Laomédon, c'est-à-dire la ville de Troie que ce prince venait de restaurer, aux ravages causés par le monstre que Neptune y avait tout récemment envoyé : emblème effrayant de la mortalité que l'on observait alors dans cette cité, par suite de l'épidémie meurtrière qu'une inondation, due au voisinage de la mer, y entretenait sans cesse. Tantôt, c'est le malheureux Cadmus, qui, après avoir payé un douloureux tribut au mauvais air de la Béotie par la perte cruelle de ses compagnons, parvient à faire de cette province de l'antique Hellade un séjour agréable et sain. Il est assurément facile de reconnaître l'insalubrité du pays, dans l'image emblématique de cet épouvantable dragon qui gardait, au milieu d'une épaisse forêt, la fontaine Dircé. La métamorphose en êtres humains des dents de ce monstre, que le héros de cette histoire avait reçu ordre de semer, est une très ingénieuse fiction qui nous démontre jusqu'à l'évidence combien les procédés d'assainissement employés par le fils d'Agénor avaient puissamment contribué à augmenter la population de cette contrée, jusqu'alors presque entièrement inhabitable.

Plus tard et plus près de nous, ce sont de saints personnages non moins recommandables par leur charitable philanthropie que par leur solide piété. Ici, c'est la célèbre Marthe, contemporaine de Jésus-Christ, qui dompte dans les environs de Tarascon un monstre désigné vulgairement sous le nom de *Tarasque*, et que l'on représente sous la forme d'un horrible serpent ; emblème des fréquentes inondations du Rhône, qui, par la stagnation de ses eaux dans le voisinage, causait de grands ravages dans cette ville. Là, et vers le milieu du iiie siècle, c'est saint Martial, évêque de Limoges, qui, par un effet miraculeux de sa verge divine, charmait un dragon terrible qui ravageait la ville de Bordeaux : emblème des redoutables conséquences des débordements de la Garonne. Ailleurs, c'est saint Julien, premier évêque du Mans, qui, vers la fin du même siècle, immolait un affreux serpent à Artens près de Montoire : emblème des débordements du Loir qui rendaient ces contrées inhabitables, à cause des maladies pestilentielles qu'ils y faisaient naître. A Metz, c'est saint Clément, que l'on déclarait, vers le milieu du ive siècle, vainqueur du monstrueux serpent qui dévastait ces parages ; emblème des funestes inondations de la Moselle. A Paris, c'est saint Marcel, évêque de cette ville, que l'on proclamait, dans le même siècle, le libérateur de la cité, pour

L'étymologie du mot *hydre*, l'un deux, ὐδωρ (eau), nous dit assez combien est fondée l'explication que nous donnons de la prétendue présence de ces reptiles au sein d'eaux croupissantes, et combien est ingénieuse la fiction par laquelle les peuples de l'antiquité ont voulu désigner l'insalubrité des marécages, en les représentant sous la forme de ces monstres horribles. Il n'est pas jusqu'au serpent de la Genèse qui ne soit aussi l'emblème du mal. Voyez aussi les serpents brûlants du quatrième livre de Moïse, mieux connu sous le nom de *Nombres*, ch. XXI, etc.

avoir vaincu le dragon qui ravageait le pays : emblème des inondations de la Seine. A Lunéville, ce même saint Marcel était parvenu à délivrer la contrée du monstre affreux qui dévorait les habitants jusqu'au loin dans les environs : emblème des débordements de la Meurthe. Ce fut, dit-on, pour éterniser le souvenir de cette éclatante victoire, que les peuples d'alentour élevèrent un monument à la mémoire de ce pieux personnage. Plus tard, ce même saint Marcel se rendit maître du terrible dragon ailé qui dévastait les environs de l'abbaye de Fleuri : emblème des inondations de la Loire. A Draguignan, c'est Hermantaire, évêque d'Antibes, qui combattit un dragon terrible, monstre ailé, reptile-quadrupède, comme les légendes en ont tant décrit, qui désolait le pays : emblème de l'insalubrité que causait dans la contrée la proximité du *Malmont (malus mons)* alors tout couvert d'épaisses forêts. Enfin à Rouen, c'était saint Romain, évêque de cette ville, qui faisait périr, au commencement du viie siècle, l'affreux serpent *Gargouille*, emblème des inondations de la Seine.

A cette nomenclature déjà bien longue de personnages célèbres, dans les fastes de l'humanité, pour avoir rendu d'éminents services à leurs contemporains et aux siècles futurs, en faisant apprécier et en détruisant tout à la fois la cause des épidémies meurtrières, qui ont tour à tour dépeuplé les villes à la suite des débordements de rivières, nous aurions pu en ajouter bien d'autres encore; mais en nous écartant de notre sujet, ces recherches nous auraient obligé de franchir les bornes que nous nous sommes imposées... *Ergo ad nostra redeamus...*

Malgré les grands et importants travaux qui ont été successivement exécutés depuis un quart de siècle pour assainir le littoral du département du Gard, non moins que pour livrer à l'agriculture un sol inutile, jusqu'alors couvert par les eaux pestilentielles des marais, le voisinage de la mer n'en continue pas moins à alimenter, à des degrés plus faibles, sans doute, quelques-unes de ces sources d'insalubrité et de maladies, celles notamment qui sont le plus à proximité de son vaste lit : ce qui tend, du reste, à diminuer de plus en plus leur influence au sein des localités limitrophes. Ces circonstances, jointes aux années de sécheresse que nous venons de traverser, ont nécessairement modifié les conditions d'existence des fièvres intermittentes, à tel point qu'on ne les observe plus aujourd'hui, à des distances même faibles de la côte, qu'à l'état sporadique.

Malgré ces changements favorables dans la constitution géologique de cette partie du département du Gard et des influences qui en découlent naturellement, au point de vue de la santé publique, nous avons quelquefois rencontré dans notre pratique quelques-uns de ces cas rebelles de fièvres d'accès que l'on ne retrouve communément qu'au milieu des contrées marécageuses, et

contre lesquelles nous avons vainement épuisé toutes les ressour-
ces de la pharmacologie et de la diététique. C'est même à la suite
d'un cas de ce genre que, rebuté de l'inanité de tous les anti-pé-
riodiques qui avaient été employés pendant plusieurs mois, nous
nous sommes décidé à recourir enfin à la saignée du pied prati-
quée au début même de l'accès.

Ce moyen, que l'on est forcé de ranger au nombre de ceux qui
agissent *a juvantibus et lædentibus*, nous parut être puissamment
utile au malade, par la dérivation qu'il allait opérer sur des orga-
nes congestionnés déjà depuis fort longtemps, et par la perturba-
tion profonde qu'il allait incontestablement y apporter.

D'un autre côté, il nous semblait que rien de fâcheux ne pou-
vait survenir à la suite d'une tentative aussi hardie. En effet, n'a-
vions-nous pas en sa faveur les succès si souvent éprouvés de l'a-
phorisme allopathique : *contraria contrariis curantur?* Et puis,
nous nous rappelions parfaitement l'impression vive, ineffaçable
que fit sur nous le fait suivant, recueilli, à Montpellier, à l'hôpital
Saint-Éloi, dans le service du célèbre et malheureux Delpech, le
premier qui se soit présenté à notre observation dans le cours de
nos études médicales : fait important pour nous à cause des cir-
constances qui s'y rattachent, et que pour ce motif nous rapporte-
rons en détail.

C'était pendant le cours de notre seconde année scolaire (en
mai 1824) alors que, voulant nous initier de bonne heure aux sa-
vantes leçons des illustres professeurs de clinique de cette époque,
nous essayions de franchir d'un pas encore mal affermi le seuil de
l'école d'anatomie, pour pénétrer dans ces vastes salles d'hôpital
où les adeptes viennent, sans risques personnels, s'accoutumer
aux difficultés sans cesse renaissantes de la médecine pratique.
On venait d'apporter dans la salle des blessés civils un maçon,
jeune et vigoureux, qui, tombé naguère d'un échafaudage élevé,
s'était luxé la cuisse.

Le court intervalle qui s'était écoulé depuis le moment de l'ac-
cident n'avait pas encore permis au malade de se réchauffer ; il
était donc littéralement froid.

Nous nous attendions que, pour détruire cet état de violente
concentration des forces, ce *raptus sanguinis* intérieur qui ne nous
paraissait pas sans quelque danger pour le malade, le savant pro-
fesseur, après s'être assuré toutefois de la nature des lésions,
allait de suite recourir à cette pratique banale, dont nous avions
ouï prôner les merveilleux effets dans notre enfance : nous voulons
parler de l'emploi des peaux de moutons fraîchement égorgés qu'on
était dans l'habitude au village d'appliquer autrefois autour des
blessés pour hâter leur réchauffement ; ce que nous considérions
nous-même encore comme le *nec plus ultra* de la dérivation.

Plein de cette idée, qui s'était, comme un éclair, présentée à

notre esprit, nous nous applaudissions, par une sorte de juge-
ment anticipé, que notre avis coïncidât avec celui du fameux chi-
rurgien, sur les premiers soins à donner au malade dans ce cas,
le premier qu'il nous était permis d'observer. Nous attendions
avec une joyeuse confiance, à laquelle se mêlait peut-être alors
un peu de vanité de notre part, la solennelle sentence... Mais
hélas! quel ne fut pas notre désappointement! il nous en souvient
encore, lorsqu'au lieu d'un moyen qui nous paraissait dans notre
naïveté le seul possible, le seul rationnel, le seul indiqué, Delpech
ordonne une saignée *illicò* de trois cent soixante grammes ?...

Eh, quoi! nous disions-nous intérieurement, saigner un malade
qui est froid, affaiblir un malheureux qui n'a pu se réchauffer
depuis son accident : c'est inouï ! ! !...

Dans notre fière incrédulité, nous nous clouâmes au chevet de
cet ouvrier... nous attendîmes avec anxiété le moment fatal...
Aussitôt l'élève se présente, le bras est saisi, la ligature faite,
et le sang jaillit avec force dans la cuvette. On devine, sans doute,
que le patient non-seulement survécut à cette opération, mais
qu'il se réchauffa, en dépit même de notre pusillanimité, immé-
diatement après.

On comprendra facilement que, n'ayant point alors encore assez
réfléchi sur la cause des divers phénomènes pathologiques,
qu'on ne retrouve qu'au lit des malades, il ne nous était pas pos-
sible de saisir, dans le cas qui nous occupe, la différence immense
qui sépare les deux états que l'on désigne dans le langage de l'é-
cole sous les noms de *résolution* et d'*oppression* des forces.

Or, l'impression de ce fait se grava si profondément dans notre
esprit, qu'à l'instant même où nous résolûmes de briser la con-
gestion qui s'opère dans la période algide des fièvres intermitten-
tes chroniques par la saignée déplétive de la saphène au début
même de l'accès, il vint se présenter tout naturellement à notre
souvenir, avec toutes les circonstances particulières qui nous le
rendirent si intéressant à cette époque.

Eh, quoi! Delpech non-seulement n'a pas hésité à prescrire la
saignée dans un moment où, fortement concentrées, les forces
laissaient au malade la peau froide, l'artère enfoncée, le pouls
petit et comprimé ; bien plus, il a réussi par ce moyen allopathi-
que à rappeler à la périphérie le sang qui se portait d'une manière
très active sur les organes intérieurs, et qui semblait vouloir
anéantir le principe de vie ; et nous balancerions plus longtemps
à user de ce moyen dans un cas à peu près identique, bien que
tenant à d'autres causes ! Non, sans doute. Chez notre fiévreux,
pas plus que sur le blessé de l'hôpital, ce n'était ni la faiblesse, ni
l'épuisement des forces qui causaient le refroidissement de la
peau, et puisque la phlébotomie a été suivie d'un résultat si
complet dans ce cas, elle ne doit pas, elle ne peut très certai-

nement pas donner lieu à des accidents fàcheux dans l'autre.

C'est ainsi que, subjugué par l'observation si péremptoire que nous avions recueillie dans la pratique publique du célèbre et trop malheureux professeur de Montpellier, dans un cas de concentration accidentelle des forces, et, quoique nous fussions persuadé qu'il faut être sobre et très réservé dans la pratique civile, sur l'usage des agents thérapeutiques nouveaux, nous préludions ainsi à l'emploi du même moyen dans un cas de congestion habituelle des organes abdominaux, laquelle tenait moins à un état d'hypérémie de ces viscères, qu'à un état de distension mécanique de ces parties, causée et entretenue par le retour régulier et fréquent du froid paroxystique de cette vieille fièvre quarte.

La cause des désordres organiques que nous avions intérêt à détruire résidait tout entière pour nous dans le retour périodique du froid de l'accès qui revenait ainsi régulièrement, depuis plus de onze mois, sous le type quarte. Par la persistance de ses effets, toujours parfaitement identiques, ces lésions s'étaient formées lentement et avaient ainsi pris un tel degré de développement, qu'alors même que l'état paroxystique de la fièvre était tombé, elles n'en persistaient pas moins. Nous supposions, peut-être était-ce une erreur de notre part, que cette congestion, qui, dans le principe, n'avait été qu'un effet naturel de la maladie, pouvait bien, par les désordres graves qu'elle avait fait naître dans l'économie et qu'elle y entretenait sans cesse, devenir à son tour une des causes de la chronicité de la fièvre.

C'est ainsi que, donnant cours à ces réflexions, nous résolûmes, il y a quelques années, d'attaquer chez le sieur Rieutor, Louis, dit *Biset*, de Codognan, par la saignée à la saphène au début de l'accès, une fièvre quarte qui durait depuis près d'une année et qui avait déjà amené de l'empâtement, de l'obstruction dans quelques-uns des viscères abdominaux.

Dans ce nouveau mode de traitement des fièvres intermittentes rebellés, nous avons été porté à donner la préférence à la saignée du pied sur celle du bras, par la raison que cette dernière, employée à plusieurs reprises chez d'autres sujets, ne nous avait donné aucun résultat favorable, et que le bain de pied, soit simple, soit médicamenteux, pris isolément, avait été aussi complétement infructueux. Or, la piqûre à la saphène, aidée du pédiluve chaud, nécessaire au succès de la phlébotomie, amenant consécutivement un mouvement fluxionnaire inverse à celui de la marche naturelle de l'accès, qui débutait toujours par du froid aux pieds, devait, ce nous semble, sinon le faire avorter, du moins produire un bon effet.

Indépendamment de ce que nous avions l'espoir de détruire cette vieille fièvre quarte par l'embarras que nous allions évidemment apporter au développement de ses périodes successives et paroxystiques, nous avions aussi la prétention que cette saignée, aidée de l'effet fortement attractif du bain de pieds, hâterait efficacement la résolution de l'engorgement qui avait déjà envahi quelques organes de l'abdomen, avec plus de succès que n'aurait pu le faire dans ce cas l'application des sangsues à l'anus, ou tout autre moyen. Nous avons été assez heureux pour n'avoir pas trop présumé de l'efficacité de notre méthode curative, puisque toutes les fois que nous y avons eu recours, il a suffi d'une seule saignée pour emporter et la fièvre et les diverses lésions qu'elle avait successivement fait naître.

OBSERVATIONS

PREMIER FAIT.

Medicina tota in observationibus.
Fr. HOFFMANN.

Rieutor, Louis, dit *Biset*, de Cordognan, âgé de vingt-cinq ans, doué d'un tempérament bilioso-sanguin, jouit habituellement d'une santé excellente. Surpris en 1834 par un orage violent, tandis qu'il se trouvait vers la mi-août, pendant la nuit, dans les plaines marécageuses de la Camargue, il fut, dit-il trempé jusqu'aux os ; le lendemain il eut un accès de fièvre, trois jours après il en eut un autre. Telle fut la cause de cette maladie qui déjoua pendant plusieurs mois toutes les prévisions de la science.

Après avoir écarté les diverses complications qui embarrassaient cette fièvre quarte, le docteur Rebuffat, qui donnait ses soins à ce malade, eut ensuite recours à l'administration du sulfate de quinine en substance pour enrayer la périodicité. Le succès de cette préparation, soit à titre de méthode curative, soit comme moyen préventif, n'empêcha pas la fièvre de récidiver à intervalles plus ou moins rapprochés. Plus tard, on mit en usage d'autres préparations de quinquina, qui n'eurent pas d'effet plus certain, et, en désespoir de cause, le malade, pour se débarrasser enfin de sa maudite fièvre, crut devoir s'adresser à quelques empiriques qui lui firent prendre divers arcanes sans succès. Il faut convenir, pour être exact, que chacune des préparations pharmaceutiques que l'on avait tour à tour essayées, avait bien réellement fourni temporairement sa part d'action dans le traitement général de cette fièvre rebelle, mais les accès n'en revenaient pas moins. C'est ainsi que, fatigué de tant d'inutiles essais contre une affection si tenace, Rieutor, en homme résigné, avait enfin renoncé depuis plusieurs mois à toute espèce de médication.

Dans ces conjonctures, nous fûmes appelé dans la maison de ce fiévreux pour soigner une de ses proches parentes atteinte de gastrite chronique. Ce fébricitant ne crut pas devoir nous laisser partir sans nous dire un mot de son état. Nous l'engageâmes à se soumettre pendant quelques jours à un régime sévère, afin qu'il pût nous être facile de nous assurer ainsi préalablement de la marche ordinaire de cette maladie, et notamment de l'heure à laquelle se montraient les accès.

C'était le 25 juillet 1835 que nous donnions ces avis à cet infortuné malade, l'accès devant avoir lieu le lendemain, il fut vivement invité par nous à prendre bonne note de l'heure d'arrivée des premières atteintes de la fièvre.

26 dud. Dès sept heures du matin, les symptômes prémonitoires de la fièvre ont commencé à se manifester : l'accès qui s'est montré bientôt après a parcouru ses trois périodes d'une manière parfaitement régulière.

Prescription : diète, tisane de poulet, lavements adoucissants préparés avec les intestins de poulet.

27, 28 dud. Apyrexie complète ; néanmoins teinte citrine de la sclérotique, empâtement de l'abdomen, rate volumineuse, selles rares et sèches.

Prescription pour chacun de ces jours : quatre petites soupes maigres et mitonnées, pour toute nourriture dans la journée.

29 dud. L'accès revient exactement à la même heure que celui du 26 et se conduit en tout point de la même manière.

Prescription : tisane de poulet, lavement *ut supra*.

30, 31. Apyrexie complète.

Prescription : même alimentation que pendant l'apyrexie des 27 et 28 précédents, tisane de saponaire.

De plus pédiluve chaud dans lequel le malade plongera les jambes, le 1er août, un quart d'heure au moins avant l'arrivée présumée de l'accès ; saignée au pied d'environ 400 grammes, au moment de l'invasion du premier frisson.

1er août. Le malade est entré dans ce bain à sept heures moins un quart, par conséquent, un quart d'heure avant l'apparition des premiers symptômes de l'accès, ainsi que nous l'avions soigneusement prescrit : quelques minutes se sont à peine écoulées, que surviennent des bâillements, des pandiculations, un peu de céphalalgie et bientôt des frissons.

La jambe ayant été liée, la piqûre est faite au moment où le premier frisson se manifeste. Le sang coule avec assez d'abondance, le froid acquiert de l'intensité, le malade grelotte et se plaint d'un brisement insupportable dans les extrémités abdominales, il demande avec instance de sortir du pédiluve : vaines réclamations.

Cependant le froid ne tarde pas à diminuer ; la saignée nous ayant paru suffisante, nous appliquons le bandage contentif et faisons coucher le malade dans un lit convenablement chauffé : on lui donne ensuite, à de courts intervalles, quelques doses d'in-

fusion de tilleul. La chaleur succède bientôt à cette première pé-
riode de l'accès ; elle n'est pas très vive, la sueur est peu abon-
dante ; la sensation pénible, le brisement des membres pelviens
n'a cessé qu'avec l'accès, qui, du reste, a été sensiblement plus
court que les précédents.

2, 3. Apyrexie complète, appétit.

Prescription : continuation de la tisane de saponaire, bouil-
lons maigres.

4. L'accès a fait complétement défaut : Rieutor l'attendait avec
une très vive anxiété ; la couleur ictérique de la sclérotique com-
mence à s'éclaircir, l'abdomen s'affaisse, l'appétit est pressant.

Prescription : soupe maigre, poisson de mer, volaille, eau vi-
neuse pour boisson.

5. L'appétit augmente de plus en plus, la sclérotique prend sa
couleur normale ; l'abdomen est mou, souple, flasque ; le sommeil
et toutes les fonctions vont au mieux : guérison.

DEUXIÈME FAIT.

M. Jacques Huc père nous fait appeler à Villetelle, en août 1836,
pour soigner son fils aîné atteint de fièvre quarte chronique.

Nous devons noter ici que cette petite commune, à proximité
de la rivière du Vidourle, dont les eaux sont stagnantes presque
tout l'été, est située sur les limites du département de l'Hérault,
et présente une exposition peu salubre, puisque, indépendam-
ment de ce voisinage, elle se trouve pour ainsi dire encaissée en-
tre les grands arbres d'un parc au levant, et les coteaux qui l'a-
britent au couchant, au nord et au midi.

Ce jeune homme, d'un tempérament bilioso-sanguin, très ir-
ritable, était en proie depuis près d'une année à une fièvre quarte
qu'il avait contractée dans les derniers jours du mois d'août 1835,
dans sa commune, à cause sans doute des exhalaisons méphiti-
ques qui se dégageaient alors des eaux sales et stagnantes de la
rivière voisine.

Cette affection avait déjà produit chez le malade des ravages
considérables, et notamment une altération profonde du système
digestif : ainsi, l'appétit était perdu depuis longtemps, la langue
était large et décolorée, l'abdomen volumineux, la rate dure et
considérablement tuméfiée, les selles rares et sèches, les aliments,
quels qu'ils fussent, pris même à petites doses, étaient mal digé-
rés, causaient des flatuosités et du gonflement à la région épigas-
trique. La sclérotique était d'une couleur jaune serin très ma-
nifeste, et l'enveloppe tégumentaire, pâle, lâche et blafarde sur
tout le corps, offrait à la face cette teinte jaune-paille qui est un
des caractères les plus constants de la *cachexie paludéenne*.

Comme nous l'avions fait pour le précédent malade, nous en-
gageons M. Huc à se tenir à un régime alimentaire léger et de

facile digestion ; et notamment nous insistons beaucoup pour qu'il se nourrisse exclusivement de lait de chèvre ou de vache jusqu'à l'arrivée de l'accès prochain, qui doit avoir lieu le lendemain 24 juillet 1836. Nous l'invitons surtout à prendre bonne note de l'heure exacte à laquelle se produiront les premières atteintes du retour de la fièvre.

A notre visite du lendemain, nous trouvâmes Huc en proie à une chaleur excessive. Il était onze heures du matin, il avait ressenti les prodromes de l'accès à neuf heures précises ; le froid avait été très intense.

Prescription : tisane de poulet pour unique boisson, lavements de quatre en quatre heures pendant toute la durée de la chaleur paroxystique, avec environ 400 grammes de décoction froide d'intestins de poulet.

25, 26. Apyrexie complète.

Prescription : soupes mitonnées maigres de quatre en quatre heures, tisane de saponaire.

27. L'accès a lieu, il se présente encore à neuf heures du matin et ne le cède ni en force ni en durée à celui du 24.

Prescription : reprise de la tisane de poulet et des lavements préparés avec les intestins de ce jeune bipède.

28, 29. Apyrexie complète.

Prescription : régime alimentaire des jours apyrétiques ; continuation de la tisane de saponaire, pédiluve simple pour demain huit heures et demie à neuf heures moins un quart du matin ; saignée à la saphène de 400 grammes environ, avec la condition expresse et rigoureusement nécessaire de faire couler le sang dans le bain.

30. L'accès est revenu à l'heure ordinaire : le malade était déjà dans le bain depuis un quart d'heure ; la saignée a été faite au moment même où les premiers symptômes fébriles se sont manifestés.

Ici, comme chez le sujet de notre première observation, les périodes de froid et de chaleur ont été plus courtes que dans les accès précédents ; le brisement des membres a été aussi intolérable pour Huc que pour Rieutor. Après deux heures d'immersion dans le bain, le malade a été mis dans un lit convenablement chauffé et a pris quelques doses d'infusion légèrement diaphorétique.

31 juillet et 1er août. Apyrexie complète. Huc accuse plus de souplesse dans tout son être ; il ressent un peu d'appétit.

2. L'accès a fait défaut. Le malade se trouve bien ; l'appétit se fait sentir ; l'abdomen a perdu de sa réticence et la sclérotique de sa couleur citrine.

3, 4, 5, 6, etc. Appétit croissant, digestions excellentes ; affaissement progressif et rapide de la rate et de l'abdomen ; disparition complète de la teinte ictérique du blanc des yeux ; guérison.

TROISIÈME FAIT.

Hippolyte Floutier, âgé de 30 ans, demeurant à Gallargues, d'un tempérament lymphatico-sanguin, est robuste et fortement constitué. Occupé temporairement dans une brûlerie, et conséquemment sans cesse exposé à des variations de température, dans une commune où les fièvres intermittentes règnent épidémiquement, cet homme vigoureux contracta, en septembre 1837, une fièvre quarte à Saint-Giles (Gard).

Le malade, préalablement saigné et purgé, fut mis ensuite à l'usage du sulfate de quinine, qui ne tarda pas à enrayer la fièvre. Après une quinzaine de jours d'un calme rassurant, les accès reparaissent : nouvelle administration du sulfate de quinine ; nouvelle guérison. Plus tard, et de temps en temps la fièvre reparaît ; quelques prises du sel cinchoniqne en font chaque fois prompte justice.

Fatigué de cette alternative de succès et de revers, Hippolyte Floutier, qui, jusqu'alors, n'avait point interrompu son travail, prend quelques jours de repos, se livre aux soins de quelques empiriques et n'éprouve aucune amélioration des divers arcanes qui lui ont été administrés.

Plus désireux de cesser tout à fait ses occupations ordinaires, il rentre au foyer domestique et abandonne sa fièvre aux seules ressources de la nature. La persistance d'une affection si opiniâtre écarte chez lui tout espoir d'amélioration. Dans cet état vraiment déplorable, ce fiévreux avait conçu une sorte de dégoût pour la vie, et peu s'en fallut, en vérité, que cette tristesse ne dégénérât en véritable spleen. Cependant, pressé par sa femme et par ses deux filles, il se décida à recourir encore une fois aux chances d'un nouveau traitement. On me fait appeler le 24 mai 1838 ; l'accès devait avoir lieu le lendemain. Voici dans quel état je trouvai ce malheureux fébricitant, qui m'exposa de prime abord combien peu il avait foi dans les données de la science pour le débarrasser de sa *maudite fièvre* :

L'appétit, perdu depuis longtemps, avait réduit le malade à un état de maigreur vraiment extrême. Il était méconnaissable ; couleur pâle et plombée de la peau du visage, sclérotique d'un jaune presque serin ; langue plate, humide, blanchâtre, décolorée ; abdomen volumineux et tendu ; rate fortement engorgée et dure, selles rares et sèches ; abattement moral très prononcé ; fièvre nulle.

Nous invitons le malade à prendre bonne note de l'heure exacte à laquelle se manifesteront les premiers symptômes de l'accès.

25. La fièvre se montre à une heure de l'après-midi ; elle s'annonce par quelques légères quintes d'une toux prodromique sèche et fréquente ; bientôt après éclate un froid intense, qui se traduit

par de violents frissons qui se succèdent de moment en moment. L'accès a été long et intense.

Prescription : diète, tisane de poulet, demi-lavement avec la décoction froide des intestins de poulet, de quatre en quatre heures, pendant toute la durée de la chaleur fébrile.

26, 27. Apyrexie complète.

Prescription : le malade se nourrit pendant ces deux jours de petites soupes maigres mitonnées, qu'on lui donne toutes les quatre heures ; lait de chèvre froid et sucré, matin et soir ; tisane de saponaire édulcorée avec le sirop de réglisse.

28. L'accès a eu lieu à l'heure ordinaire.

Prescription du 25.

29. 30. Apyrexie complète.

Prescription : même nourriture que précédemment ; même tisane ; lait de chèvre. Bain de pieds simple dans lequel le malade plongera les pieds un quart d'heure au moins avant l'arrivée de l'accès prochain ; saignée au pied de 400 grammes environ, au moment que les premières atteintes du froid se feront sentir : on laissera couler le sang dans le bain.

31. L'accès a lieu à la même heure que précédemment ; il s'est présenté avec son cortége symptomatologique ordinaire, quelque peu modifié cependant par l'effet de la phlébotomie. Ainsi le froid a été un peu moins long, la chaleur un peu moins vive ; le brisement des membres a cependant notablement inquiété le malade. Après le bain, Floutier a été mis dans un lit convenablement chauffé ; il a pris quelques tasses d'une infusion chaude et légèrement diaphorétique.

1er et 2 juin. Apyrexie complète ; appétit. Le malade accuse un sentiment intérieur de bien-être qui lui était inconnu auparavant.

Prescription : bouillons gras aux fécules ; eau vineuse froide pour boisson.

3. L'accès a fait défaut. Le mieux se dessine de plus en plus ; l'appétit augmente ; le bas-ventre s'assouplit ; le moral et le physique sont dans un état satisfaisant.

4, 5, 6, 7, etc. L'amélioration fait tous les jours de nouveaux progrès. La couleur ictérique de la sclérotique disparaît de plus en plus ; l'abdomen est revenu à son état normal, l'appétit augmente graduellement ; le sommeil est bon ; les fonctions digestives s'exécutent au mieux ; guérison.

QUATRIÈME FAIT.

Le nommé Pierre Roque, originaire des environs de Saint-Martin de Londres, au département de l'Hérault, est domicilié à Gallargues depuis près de trente ans ; il est âgé de 49 ans, est très vigoureux et n'a jamais été malade. Pourvu de formes vraiment herculéennes, cet homme, qui compte beaucoup sur ses

forces physiques, se livrait, dans l'île de la Camargue, aux tra-
vaux les plus pénibles, dans le courant de l'été, en 1839. Bientôt
il y est atteint d'une fièvre intermittente quotidienne, qui est
traitée dans le pays par le sulfate de quinine administré *a priori*,
à hautes doses. Les accès récidivent à plusieurs reprises et à des
intervalles plus ou moins éloignés. Le malade rentre au sein de sa
famille, abandonne sa fièvre aux seules ressources de la nature,
cesse toute espèce de travail et se nourrit confortablement.

La fièvre persiste ; après quelques mois de durée, Roque nous
fait appeler pour le débarrasser de sa fièvre rebelle. La saignée à
la saphène, comme il a été dit précédemment, surtout avec la
condition indispensable du pédiluve simple et chaud, a emporté
les accès du premier coup comme chez les sujets précédents.

Nous pourrions mentionner encore deux autres faits de ce
genre : il nous suffira de les avoir indiqués, pour ne pas donner à
cet article de plus longues proportions. Ainsi, en tout six cas, six
guérisons.

Réflexions. Nous venons de donner ici le résultat de nos obser-
vations, que d'autres, plus habiles que nous, cherchent à se ren-
dre compte de la manière dont a agi la saignée du pied, avec la
condition du pédiluve chaud, dans le traitement des fièvres palu-
déennes rebelles que nous avons sommairement relatées dans les
quelques pages qui précèdent : nous déclinons notre incompétence
à cet égard et livrons volontiers et avec empressement cette
thèse à leurs doctes théories, à leurs judicieuses dissertations.
Pour nous, il nous suffit d'avoir fixé l'attention de nos confrères
sur l'heureuse application d'un moyen à la fois simple et puissant,
d'un usage facile, à l'aide duquel on pourra peut-être aujourd'hui
attaquer victorieusement les interminables fièvres intermittentes
contre lesquelles viennent fréquemment échouer les lumières de la
science, non moins que les vastes ressources de la pharmacologie

Placé, comme nous l'étions, à plus d'un myriamètre du foyer
d'infection de ces maladies, nous avons presque regretté qu'il ne
nous ait été possible d'expérimenter que six fois ce mode de trai-
trement, dans un laps de trente ans, attendu qu'il ne nous a pas
une seule fois fait défaut. Puisse-t-il en être ainsi dans la pratique
de ceux de nos confrères qui se trouvent, plus que nous, à portée
d'en faire l'application ! Ils pourront s'assurer, eux, si la saison,
si le type de la maladie n'apportent aucune condition contraire
au succès de ce traitement : chose qu'il ne nous a pas été possible
d'élucider nous-même, n'ayant eu que des fièvres quartes à trai-
ter, sauf toutefois une quotidienne et une tierce et n'ayant fait
usage de ce nouveau moyen que sous l'influence d'une température
élevée.

PARIS. — Typographie LACOUR, rue Soufflot, 18.

UN MOT

POUR LA SOLUTION

DU PROBLÈME SOCIAL

PAR

Eugène CARPENTIER.

Aujourd'hui le but de tout gouvernement habile doit être de tendre par ses efforts à ce qu'on puisse dire bientôt : *Le triomphe du christianisme a détruit l'esclavage ; le triomphe de la révolution française a détruit le servage ; le triomphe des idées démocratiques a détruit le paupérisme.*

(LOUIS-NAPOLÉON BONAPARTE, *Extinction du paupérisme.*)

Prix : 15 centimes.

PARIS : LEDOYEN, LIBRAIRE,

31, GALERIE VITRÉE, PALAIS-NATIONAL.

Septembre 1848.

Sommaire :

I. État de la question. — II. La loi du progrès. — III. Les deux écoles sociales : communisme et association, leurs dangers. — IV. Les deux termes du problème social. — V. La société satisfait à l'un des termes du problème ; cause du mal ; comment on peut la faire disparaître. — VI. Les colonies agricoles de Louis-Napoléon Bonaparte. — VII. Solution du problème social.

Paris. Imprimerie de L. Martinet, rue Jacob, 3o.

UN MOT

POUR LA SOLUTION

DU PROBLÈME SOCIAL.

I

La question du travail semble destinée à justifier, depuis le 24 février, le reproche de mobilité que les gouvernements étrangers adressent à la nation française. Le lendemain de la révolution, les quelques socialistes qui s'étaient emparés du pouvoir essayèrent de mettre en application leur système de réorganisation sociale : ils ne rencontrèrent pas de contradicteurs. Tout le monde semblait d'accord : il fallait refaire la société. Depuis lors, les fatales journées de juin ont soufflé parmi nous leurs discordes sanglantes, et voilà que toutes ces aspirations socialistes ont disparu : on dirait que chacun s'était recouvert le visage d'un masque dont il s'est débarrassé aussitôt le péril éloigné.

Cependant, la question n'a pas changé : *dans l'état actuel de la société, y a-t-il quelque chose à faire?*

Evidemment oui. Les cris de misère poussés depuis tant d'années ne sont pas des plaintes factices : une nation entière ne donne pas une semblable comédie. Le mal est réel, grand, terrible : le révoquer en doute, c'est nier la lumière du jour. Je ne veux pas d'autre autorité, pour donner plus de valeur à mon affirmation, que celle qui est fournie, précisément, par les innombrables systèmes de réorganisation sociale qui se disputent en ce moment l'attention publique. Si le mal n'existait pas, proposerait-on un si grand nombre de remèdes pour le guérir? Non! les écrivains qui se tromperaient aussi grossièrement sur les besoins de notre époque, ne trouveraient ni acheteurs, ni lecteurs pour leurs publications : c'est le contraire qui arrive.

Puisque le mal social existe, il est de notre devoir, à tous, de nous employer à en rechercher les causes afin de les faire disparaître. L'indifférence de la société, en pareille matière, peut avoir, dans un avenir très prochain, des suites désastreuses, non seulement pour l'indépendance

française, mais encore pour l'œuvre du progrès
européen.

II

La meilleure organisation du travail, c'est
qu'à la tête de la nation soient placés des
hommes qui sympathisent sincèrement aux maux
de leurs semblables : voilà ce que ne doivent pas
perdre de vue ceux qui souffrent et qui atten-
dent un soulagement à leurs souffrances. Ce n'est
que par une longue suite d'années, par une
série d'actes modifiés selon les nécessités de l'ex-
périence, que, en fait de socialisme, on peut
espérer créer quelque chose de salutaire et de
durable. Croire qu'un système de société peut se
produire parfait d'un seul jet, est une erreur
grossière, quoique commune aujourd'hui.

C'est le propre de l'humanité de lutter, de
chercher toujours la solution de son grand pro-
blème. Ce n'est qu'à cette condition qu'elle existe,
qu'elle grandit, qu'elle s'élève : c'est là le pro-
grès. C'est vouloir en détruire le germe, lors-
qu'au moyen d'une nouvelle organisation sociale,
où toute préoccupation de l'avenir disparaît, on
s'efforce de supprimer cette grande lutte de l'es-
prit humain.

III

On peut répartir en deux écoles les sectes nombreuses qui se disputent aujourd'hui sur le terrain du socialisme. La première, que je nommerai : ÉCOLE DU MONOPOLE, voudrait que l'État fût propriétaire, non seulement de la terre, mais encore de l'industrie et qu'il fît lui-même la distribution du travail et de ses produits à chacun, selon ses aptitudes et ses besoins : c'est le Communisme pur. La seconde école paraît être la plus considérable, c'est du moins celle qui est le plus en faveur. On peut la désigner sous ce nom : ÉCOLE DE L'ASSOCIATION. Celle-ci veut supprimer les salaires et faire que les ouvriers, étant associés du fabricant, du capitaliste, aient une part dans les bénéfices.

Si l'*École de l'état monopoleur universel* venait à triompher, on verrait peu à peu disparaître la civilisation. L'humanité s'arrêterait tout à coup, dans son grand travail du progrès intellectuel, pour ne s'occuper qu'à produire les choses les plus indispensables à la vie. Un silence profond se ferait soudain sur la terre. Les hommes, ne luttant plus d'intelligence (le prix de la lutte ayant disparu) tomberaient dans l'atonie. Quelque chose ressemblant à un vaste couvent ne tarderait pas à s'organiser. L'homme privé de |la liberté individuelle ne vivrait plus que de la vie animale.

L'*École de l'association* montre bien les vices des théories de son adversaire ; mais elle ne s'aperçoit pas qu'elle tombe dans un danger plus grand encore. Si les communistes, par la vie uniforme, détruisent la civilisation, suppriment le progrès, les défenseurs de l'association font, de prime a bord, germer l'esclavage. En premier lieu, ils commencent, comme les communistes, par détruire la liberté individuelle en attachant le travailleur à la fabrique, en supprimant dans certains cas le salaire : *ce signe de l'indépendance de l'ouvrier*. Vainement m'objecterait-on que le travailleur a une part dans les bénéfices, je répondrai : Il n'a plus son indépendance. En effet, qu'on prenne garde de s'y tromper, l'esclavage ne consiste pas seulement dans le droit que le maître s'arroge *de vendre* son esclave ; il est partout où l'homme est enchaîné au travail sans être libre de ne pas faire ce travail, sans être libre de porter ailleurs son intelligence et ses bras : or, l'associé est privé de cette liberté.

IV

Une erreur commune aux deux écoles, que je combats, c'est qu'elles s'obstinent à ne vouloir envisager qu'un seul côté du problème social. Ces écoles posent cette question : *Trouver une organisation telle, de la société, que la misère n'existe plus.* Le problème, atténué de cette manière, est à peu près résolu par les deux écoles ; mais elles oublient l'une et l'autre complétement le second côté de la question, celui-ci : *Conserver la liberté en supprimant la misère.* Non seulement la liberté politique, la liberté de la pensée ; mais encore, mais surtout la liberté de l'individu ; cette liberté si chère, si utile à l'homme, dont il est en possession dès que la vie matérielle s'accomplit sans contrôle extérieur.

C'est parce qu'elles suppriment la liberté individuelle que les deux écoles rivales, en socialisme, n'ont fait jusqu'à présent que des progrès fort restreints ou éphémères ; et cela, malgré l'état de gêne et de misère générale qui, sous l'ancien gouvernement, rongeait la société entière et disposait tous les esprits à se laisser convaincre par les séductions du matérialisme de certains socialistes ; malgré aussi la Révolution de février qui, tout en augmentant cette gêne et cette misère, donna le pouvoir à quelques-uns des chefs des deux écoles. C'est que cette liberté individuelle dont je parle est une nécessité de la vie, une conquête des temps modernes, que l'humanité n'est en aucune façon disposée à se laisser ravir ; car, elle sait qu'alors, elle n'aurait plus raison d'être.

Il faut donc envisager la question sociale d'un

point de vue plus élevé que ne l'ont fait jusqu'à ce jour presque tous les socialistes modernes. En le résolvant, il faut satisfaire aux deux termes du problème : celui qui intéresse l'esprit, comme celui qui satisfait le corps.

V

La société actuelle, telle qu'elle est organisée, satisfait assez bien à l'un des termes du problème social : la liberté individuelle y existe ; c'est sur cette liberté que notre société est fondée. Le pouvoir qui essaie d'y porter atteinte est immédiatement frappé de mort : sa chute définitive n'est plus qu'une question de temps. Or, puisque la liberté individuelle, si nécessaire à l'homme, est la base de la société actuelle, gardons-nous donc de détruire cette société : bornons-nous à la perfectionner, en faisant disparaître les causes du mal qui la mine. Le problème sera dès lors complétement résolu !

Ces causes du mal qui sape la société par la base résident dans l'*abus* de la liberté individuelle : il faut donc détruire cet abus, tout en laissant intacte la liberté où il a son origine.

La concurrence industrielle et ouvrière est un des effets de la liberté ; cette double concurrence se produisant sans frein est l'abus de la liberté, c'est la cause première de la misère. En effet, le fabricant, pour soutenir la lutte, sans désavantage, est obligé de réduire les salaires dans des proportions démesurées ; cependant, il trouve toujours des bras qui acceptent son travail à n'importe quelles conditions pécuniaires, parce que les ouvriers, plus nombreux que ne le comporte l'état de la fabrication, même dans les temps de prospérité, se font entre eux une redoutable concurrence.

Ce que je dis là, ne doit pas prouver qu'il faille supprimer la concurrence comme une chose pernicieuse ; c'est tout le contraire : il faut seulement l'organiser. Cette organisation est des plus faciles puisque, pour la réaliser, il suffit de faire en sorte qu'il n'y ait jamais surabondance de bras sur le marché du travail. Je m'explique :

Le mal dont souffrent les classes ouvrières prend sa source, ai-je dit, dans le désordre de la concurrence qui oblige le fabricant à baisser les salaires ; puis le grand nombre de bras inoccupés vient forcer l'ouvrier à accepter la diminution qu'on lui propose, car il sait, s'il refuse, qu'un affamé est derrière lui, prêt à prendre sa place, seulement pour un morceau de pain !... Que faut-il faire pour qu'un tel état de choses n'existe pas, tout en laissant subsister la liberté de l'industrie, du travail, la liberté individuelle ; en un mot, en ne détruisant pas la société ?...

Il faut une organisation conçue de telle manière que les ouvriers sans ouvrage aient un lieu de refuge où, en travaillant, ils vivraient avec leurs familles jusqu'à ce que l'augmentation des travaux les rappelât dans leurs ateliers respectifs.

Il est bien entendu que le travail offert aux ouvriers, *en disponibilité*, ne peut être celui qu'ils font ordinairement; car alors la question ne serait pas résolue: on l'aurait seulement déplacée; ce qu'on donnerait aux uns, on l'ôterait aux autres: on tomberait ainsi dans l'absurdité anglaise des *Maisons de travail*; c'est surtout ce qu'il faut éviter.

VI

Le travail agricole seulement satisfait toutes les conditions exigées pour la solution du problème social: ce travail ne fait concurrence à aucune des industries des villes, ce qui est le point essentiel. Il est facile, chaque homme en est capable après un court apprentissage, c'est encore là une condition indispensable. L'homme qui vit et qui travaille aux champs améliore promptement sa santé, acquiert de nouvelles forces si les siennes sont épuisées, et le contentement, joint à la tranquillité qu'il éprouve, réagit sur son moral et le relève, si l'adversité l'a abattu. Ce travail est loin d'être avilissant, chose nécessaire; car il faut que l'homme du peuple ait de la dignité. Enfin, toutes les capa-

cités y trouvent de l'emploi , les travaux de l'a-
griculture étant très variés.

La nature du travail trouvée , il ne s'agit plus
maintenant que de savoir en quel lieu on en
établirait le siége ; où l'on pourrait trouver des
terres assez vastes pour recevoir, avec leurs fa-
milles, tous les ouvriers qui chôment et ceux qui
n'ont qu'un salaire insuffisant. Comment on fon-
derait des établissements agricoles, assez voisins
des centres de populations industrielles, pour que
chaque fois qu'un grand nombre d'ouvriers se-
raient sans travail ils puissent y trouver promp-
tement un abri ; et pour que toutes les fois que
les fabriques reprendraient plus d'activité, les tra-
vailleurs, dont elles auraient besoin, aient la fa-
cilité de s'y rendre sans retard. Enfin , il fau-
drait une organisation libérale réglant tous ces
travaux, tous ces mouvements.

Ce serait une admirable chose, si on parvenait
à réaliser ce que je viens d'exposer. On jouirait
d'un beau spectacle : chaque homme en France se
trouverait libre et à l'abri du besoin. Dans les plus
mauvais jours , il pourrait attendre, sans priva-
tions, le moment où le travail dont il est capable
lui serait payé suffisamment pour qu'il puisse
vivre avec sa famille et s'assurer encore des
ressources qui lui ménageraient une douce et
tranquille vieillesse ! Celui qui résoudrait ce
problème aurait bien mérité de la patrie.

Or, c'est précisément ce qu'on réaliserait, si
on mettait en application le projet que Louis-

Napoléon Bonaparte a exposé dans son traité de l'*Extinction du paupérisme* (1).

VII

Par la création des colonies agricoles, proposées par Louis-Napoléon, l'homme aurait donc la vie matérielle assurée. Le travailleur, libre désormais, né se trouverait plus placé entre cette dure alternative : *travailler pour un morceau de pain, ou mourir de faim !* Il pourrait poser ses conditions; si on les lui refusait, eh bien ! il saurait où, avec sa famille, il vivrait en attendant que la fabrique reprenant plus d'activité, un salaire suffisant lui serait offert.

Et qu'on ne dise pas qu'avec une telle organisation on aurait à redouter l'exagération des salaires. Non ! qu'on ne dise pas cela; car il me serait alors facile de prouvrer que l'ouvrier n'ayant dans les colonies agricoles que le nécessaire *bien juste*, dès que les salaires de l'industrie lui permettraient, à ce *nécessaire* donné par la colonie, d'ajouter un peu de superflu, il se hâterait de quitter l'agriculture pour retourner dans l'industrie.

Les salaires étant relevés, les dépenses et les

(1) Un volume in-32. Prix : 50 centimes. En vente chez Pagnerre, rue de Seine, 14 bis, à Paris.

économies seraient plus considérables. Ce double fait donnerait lieu immédiatement à un double résultat. Les dépenses de chaque ouvrier augmentant, le commerce et l'industrie prendraient de l'extension ; les économies s'accroissant aussi, un plus grand nombre de travailleurs pourraient devenir fabricants à leur tour : chose importante à obtenir si l'on veut que, sans cesse, soient comblés, dans les classes moyennes, les vides qu'y laissent d'un côté ceux qui s'enrichissent, de l'autre côté ceux, bien plus nombreux, qui se ruinent.

Ce n'est que par la création des colonies agricoles de refuge, je le répète, que l'on peut arriver à de semblables résultats. Car tout le mal qui existe aujourd'hui ne provient, on ne saurait trop le dire, que d'une seule cause : l'excès des bras disponibles dans certains métiers.

Ce n'est pas en réglant les salaires qu'on apportera un remède à la détresse des travailleurs. Un salaire *minimum* ne donnera pas de l'ouvrage à 50 ouvriers s'il n'y en a que pour 40 : que feront les dix autres ? comment vivront-ils en attendant qu'on puisse les employer ? En réglant les salaires on ne ferait donc que de l'arbitraire sans rien résoudre. En créant des ateliers nationaux, on ne ferait que déplacer la question et désorganiser le travail. Pour sortir de ce dédale, de ce cercle vicieux, il faut adopter les idées de Louis-Napoléon, il faut transformer, au profit des travailleurs , en colonies agricoles les *neuf millions d'hectares* de terre qui dans tous les départements de la France ne sont pas encore mis en culture.

Si les hommes du nouveau monde officiel voulaient faire taire un moment leurs petites jalousies contre Louis-Napoléon ; s'ils exécutaient son projet de colonies agricoles, *organisé ainsi qu'il le propose*, la misère disparaîtrait, l'industrie prendrait un essor inouï : le problème social serait résolu ; la société se verrait délivrée des inquiétudes que lui font concevoir, sur sa propre existence, tous les faiseurs de systèmes sociaux. On pourrait répéter enfin, avec Louis-Napoléon, ces mots qu'il écrivit dans sa prison de Ham, et qui servent d'épigraphe à cet opuscule : « *Le* » *triomphe du christianisme a détruit l'escla-* » *vage ; le triomphe de la Révolution française a* » *détruit le servage ; le triomphe des idées dé-* » *mocratiques a détruit le paupérisme !* »

Paris , 15 septembre 1848.

EUGÈNE CARPENTIER,

11, quai Napoléon.

———————

6